DE

L'ALLAITEMENT

ARTIFICIEL

DES

NOUVEAUX-NÉS

Par A. DÉCAMPS

Pharmacien-Chimiste de 1re Classe

Membre de la Société Protectrice de l'Enfance du Havre

HAVRE

Imprimerie du Journal LE HAVRE (F. Santallier, Imprimeur)

35, Rue Fontenelle, 35

1883

DE

L'ALLAITEMENT

ARTIFICIEL

DES

NOUVEAUX-NÉS

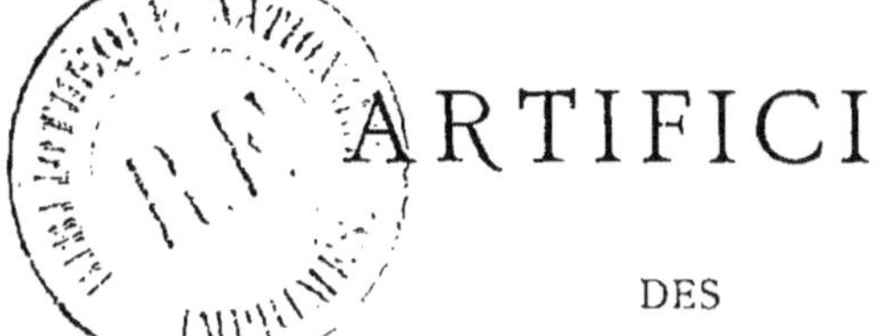

Par A. DÉCAMPS

Pharmacien-Chimiste de 1re Classe

Membre de la Société Protectrice de l'Enfance du Havre

HAVRE

Imprimerie du Journal LE HAVRE (F. Santallier, Imprimeur)

35, Rue Fontenelle, 35

—

1883

AVANT-PROPOS

Les considérations qui vont suivre, sur *l'Allaitement artificiel des Nouveaux-Nés*, m'ont été inspirées par les efforts incessants de mes Collaborateurs et pour sauver le plus possible de ces pauvres petits êtres, qui, à peine entrés dans la vie, sont déjà privés de la nourriture qui leur convient, exposés à toutes les maladies qui résultent du défaut de leur alimentation et en enlèvent chaque jour un grand nombre à l'affection de leurs parents.

Ce que je vais développer est connu depuis longtemps de beaucoup d'hygiénistes.

Un de mes savants confrères, M. Charles Marchand en a déjà parlé dans ses ouvrages (1). Mais ce qui a manqué jusqu'ici, c'est une publicité pratique qui mette, à la portée de tout le monde, le *moyen de remplacer l'allaitement maternel par l'allaitement artificiel dans les meilleurs conditions possibles.*

---

(1) *Du Lait et de l'Allaiteur*, par Ch. Marchand, in-8°, 1874, Paris, J.-B. Baillière et fils.

DE

L'ALLAITEMENT

ARTIFICIEL

DES

NOUVEAUX-NÉS

Combien de mères aujourd'hui ne peuvent allaiter leur enfant! La nature, des considérations de santé, les privent de ce bonheur.

La nourrice chez soi est un avantage, qui n'est pas à la portée de tous ; confier l'enfant à une nourrice mercenaire, c'est encore bien délicat et beaucoup n'y consentent qu'à la dernière extrémité ; il ne reste alors, pour élever le nouveau-né, que le *biberon*, c'est-à-dire *l'allaitement artificiel !*

Donner du lait à boire à un enfant paraît la chose la plus facile au monde, mais lui donner un lait en rapport avec sa nature, son âge et sa constitution, c'est tout différent. On comprendra, du reste, aisément, que l'estomac de l'enfant ne peut s'assimiler, de prime abord, une nourriture créée pour un animal quelconque, et nous étendre davantage sur ce sujet me paraît superflu.

Le lait de tous les animaux est un composé très complexe, mais ses divers éléments se retrouvent dans tous en proportions variables de l'un à l'autre, et sensiblement constantes pour le même animal.

Les trois éléments principaux qui influent sur l'alimentation de l'enfant sont : le beurre ou matière grasse, les matières protéiques ou azotées (*caseum*, etc.) et enfin la lactine ou matière sucrée.

Le lait est ce qu'on appelle un aliment complet, c'est-à-dire suffisant à lui seul pour nourrir et développer le corps.

Le lait de vache est celui que je considère, sous tous les rapports, comme le plus propre à suppléer au lait de femme, c'est, du reste, aussi le plus employé.

Le lait de femme et le lait de vache ne diffèrent donc que par des proportions variables de leurs éléments.

La chimie nous apprend que les trois éléments

principaux dont j'ai parlé ont, en moyenne, la composition suivante par litre :

	Lait de Femme	Lait de Vache
Beurre	36 gr.	39 gr.
Matières Protéïques.	17 »	30 »
Lactine.	73 »	52 »

Le lait de femme de la composition ci-dessus peut convenir à tous les enfants quelque soit leur âge ; sa sécrétion, un peu plus faible aussitôt après l'accouchement, devient de plus en plus riche à mesure que l'enfant grandit. Que faut-il donc au lait de vache pour avoir la composition du lait de femme : Ne pas changer sensiblement sa proportion de beurre, diminuer de presque moitié celle de ses matières protéïques et y ajouter un tiers de sucre. Que fait-on dans la pratique ordinaire ? On se contente d'étendre le lait de vache d'un tiers et le plus rarement de moitié eau, on ajoute un peu de sucre et on fait bouillir ! Vous voyez que nous sommes loin de la composition du lait de femme, le hasard peut bien faire retomber sur la proportion de sucre, mais c'est rarement régulier, les matières protéïques sont presque toujours en trop fortes proportions, surtout par rapport au beurre qui est toujours trop faible.

Les conséquences désastreuses d'une pareille alimentation, vous les connaissez tous et nous voyons ces pauvres petits en proie aux vomissements, tantôt à la constipation, tantôt à la diarrhée verdâtre, l'épuisement qui en résulte, et s'ils échappent à la mort, ils se ressentent toujours du défaut de leur alimentation première.

Je vous ai parlé de la composition qu'il faudrait donner au lait de vache pour en faire du lait de femme et faire disparaître tous ces maux. Ceci est de la théorie, mais en pratique comment y arriver ? Rien n'est plus facile et voici comment je recommande habituellement de préparer ce mélange :

Laisser reposer un litre de lait de vache pendant trois ou quatre heures, selon la saison, été ou hiver, dans un vase à large ouverture et lorsque la crème est bien montée à la surface, l'enlever avec une cuillère, par exemple, et la mettre de côté, puis enlever la moitié du lait restant et le remplacer par un volume égal d'eau fraîche, enrichie de cinquante grammes de sucre blanc, rendre à ce mélange la crème mise de côté, agiter le tout et donner tiède à l'enfant.

En opérant autrement, la proportion du beurre est toujours trop faible, comme je l'ai déjà dit, et les braves femmes de la campagne l'avaient parfaitement compris, sans s'en rendre compte peut-être, quand, pour avoir des nourrissons bien portants, elles leur suspendaient au cou un petit morceau de lard ou un petit nouet contenant du beurre, fameuse *sucette*, dont l'enfant s'accomodait très bien.

Je ne citerai qu'un seul exemple concluant sur l'efficacité du lait préparé comme je l'indique :

Une de mes clientes, Madame G..., n'ayant pu allaiter son troisième enfant, né un mois avant terme, avait la douleur de le voir dépérir chaque jour. Atteint de diarrhée et de vomissements continuels, l'enfant n'avait jamais pu supporter aucune nourriture ; le lait étendu d'eau ou pur, l'eau d'orge, de gruau, gommée, la farine Lactée même, tout avait été en vain essayé depuis plusieurs mois. Les parents, désolés, ne savaient plus que faire, et la médecine elle-même était impuissante !

C'est alors que Madame G... me fit part de la situation. Je m'empressai de lui indiquer la manière de préparer le lait de vache, et tous les accidents cessèrent immédiatement, l'enfant prospéra rapidement et aujourd'hui il ferait honneur à la nourrice la plus difficile !

J'ajouterai que le lait, de même que l'eau, ne doivent pas être bouillis, mais le mélange légèrement chauffé au bain-marie, les gaz qui y sont contenus facilitant la digestion ; de plus, par l'ébullition on coagule certains principes qui deviennent plus difficiles à digérer. Je veux bien que l'ébullition soit pratiquée dans le but d'assurer la conservation du lait, mais le mélange que je conseille se conserve bien plus facilement que le lait pur, et mis soit à la cave ou dans de l'eau fraîche, il se garde plus d'une journée sans altéation, ce qui est parfaitement suffisant, puisqu'on renouvelle tous les jours.

Un moyen plus commode, plus exact et à la portée de beaucoup de personnes, serait le vase que je viens de faire fabriquer et dont le coût ne pourrait être bien élevé s'il était adopté (1).

Un vase de verre, d'un litre au moins de capacité, portant à sa partie inférieure un robinet en étain pour que ce soit moins fragile ; à la partie supérieure, un trait de jauge indiquant un litre ; plus bas, un second trait indiquant un tiers de litre, et enfin, un troisième trait indiquant le demi-litre. On emplit le vase de lait jusqu'au trait supérieur et on laisse reposer ; quand la crême est montée, on soutire, au moyen du robinet, la partie inférieure jusqu'à ce que le niveau soit descendu jusqu'au trait *demi*, pour les jeunes enfants, et plus tard, insensiblement, à mesure

____

(1) Voir la figure à la dernière page.

que l'enfant grandit, jusqu'au trait un *tiers* seulement. On fait ensuite le plein avec de l'eau contenant cent grammes de sucre blanc par litre, on agite et on a alors le véritable lait de femme, d'une composition toujours constante, à condition, toutefois, que le laitier fournira de bon lait, ce qui, du reste, tend tous les jours à s'établir de plus en plus, grâce au contrôle sévère exercé sur ce produit.

Je termine en ajoutant que mon plus vif désir est de voir prendre en considération, par les intéressés, ce que je viens d'essayer d'expliquer le plus brièvement possible, car ce que la théorie indique, la pratique nous le prouve tous les jours dans le cercle d'expérimentation que nous nous sommes créé.